CONTRIBUTION A L'ÉTUDE

DE LA

CHIRURGIE DE GUERRE

Indications opératoires et soins à donner aux blessés

PAR

H. DELAGENIÈRE

Chirurgien de la Maison de Santé et des Hôpitaux du Mans.
Médecin-major de 2e Classe.

LE MANS
IMPRIMERIE MONNOYER
12, PLACE DES JACOBINS, 12

—

1914

CONTRIBUTION A L'ÉTUDE

DE

LA CHIRURGIE DE GUERRE

Indications opératoires et soins à donner aux blessés

Par H. DELAGÉNIÈRE

Chirurgien de la Maison de Santé et des Hôpitaux du Mans (1).
Médecin-major de 2e classe.

Mesdames, Messieurs, mes chers Collègues,

Ma compétence en chirurgie de guerre est forcément limitée au point de vue pratique, et je n'aurais pas songé à vous entretenir ce soir sur cette question, si je n'avais pas pris part aux discussions qui ont eu lieu, soit à l'Académie, soit au dernier Congrès de Chirurgie. Là, nos savants les plus autorisés, sont venus nous apporter les enseignements fournis par la guerre des Balkans. La guerre Russo-Japonaise avait déjà établi bien des points en discussion. Les chirurgiens anglais, nos collègues de l'armée, Follenfant et Matignon, nous avaient fait entrevoir beaucoup de faits qui viennent d'être confirmés dans la guerre Balkanique, et consacrés par les travaux du Professeur Delorme, dans le discours d'ouverture au Congrès français de 1912, et par des communications plus récentes, faites à l'Académie. Je citerai encore les travaux des Drs Billet, de Demoulin. Ceux de Monprofit, Lucas-Championnière, Tartois, Cadenat, Re-

(1) Conférence publique faite le 17 août 1914.

breyend, Lefort, Phocas, Kallionzis, Soubbotich, Kojen, Depage et, surtout, Laurent de Bruxelles qui, dans une communication des plus importantes, au Congrès de Chirurgie, a pu appuyer ses démonstrations sur un grand nombre de projections, nous montrant les lésions produites par les différents projectiles employés, et en tirant des conclusions pratiques au point de vue des indications opératoires et des soins à donner aux blessés.

Or, tous ces documents fournis par la guerre des Balkans, prennent aujourd'hui une importance capitale, puisque d'une façon générale, on peut dire que les armements des Bulgares peuvent être comparés aux nôtres, et que les armements Turcs étaient analogues à ceux des Allemands.

Dans cette étude, je vais d'abord vous énumérer et décrire sommairement les différents projectiles, leur mode d'action, leurs effets vulnérants, le genre de blessés qui seront à soigner, l'évacuation de ces blessés, et enfin les soins que nous devrons leur donner.

Armes et projectiles. — Les armes blanches, sabre, et surtout la baïonnette, semblent avoir dans la dernière guerre Balkanique, repris une importance qu'ils paraissaient avoir perdue. En effet, dans certains engagements, Delorme admettrait la proportion de 10 0/0 des blessures par baïonnette, tandis que dans la guerre Russo-Japonaise, cette proportion n'était que de 1 0/0. Ce qu'il y a de certain, c'est que la tendance actuelle est de terminer nombre d'actions militaires par l'emploi de la baïonnette. Ceci est la simple conséquence des méthodes d'attaque de l'infanterie, avançant par bonds et finissant par atteindre les portées moyennes, plus meurtrières et enfin, les courtes portées.

On distingue la baïonnette courte et large, sorte de couteau, et la baïonnette effilée.

Les projectiles proprement dits proviennent des fusils et des obus.

La balle de fusil moderne est petite : 6 millimètres 1/2 (Japon, Italie, Suède et Norvège) ; 7,7 (Angleterre) ; 7,9 (Allemagne) ; 8 millimètres (France, Autriche, Danemarck).

La balle Française ou balle D est cylindro-conique et pointue, elle mesure 4 cent. et à une vitesse initiale de 660 mèt.

La balle S ou Allemande est cylindro-ogivale de plomb durci entouré d'une enveloppe d'acier doux et plaqué de maillechort. [Elle pèse 10 grammes, est formée d'un culot cylindrique représentant le quart de sa longueur, et d'une pointe se terminant par un petit méplat de un millimètre. Sa vitesse initiale est de 860 mètres. C'est elle qui a la plus grande vitesse initiale.

Les obus sont de deux sortes, les obus à balles ou fusées fusantes et les obus explosifs ou fusées percutantes. Ils sont semblables dans les deux armées.

L'obus à balles contient de deux à trois cents balles. C'est lui qu'on désigne sous le nom de Shrapnell. Indépendamment de ses balles, le shrapnell est encore vulnérant par les éclats de la boîte qui renferme les balles ? Chaque balle mesure 15 millimètres de diamètre, sa vitesse est égale à la vitesse du projectile au moment de l'explosion, augmentée de la vitesse imprimée à la balle par la charge de poudre renfermée dans l'obus. Cette dernière très restreinte.

L'obus à explosifs est chargé d'un explosif et n'est vulnérant que par les éclats de sa boîte.

L'obus à balles est lancé soit par des obusiers, soit par des canons et dans les deux cas ses effets sont les mêmes. On l'emploie surtout contre les soldats.

L'obus à explosifs est surtout employé contre les abris, les ouvrages fortifiés. Dans la guerre des Balkans, les Turcs et les Bulgares semblent l'avoir utilisé autant que l'obus à balles contre la troupe.

En résumé nous avons donc à étudier le mode d'action de la balle de fusil pointue, de la balle de shrapnell et des éclats d'obus.

La balle de fusil pointue agit plus par ponction que par contusion et abrasion. C'est-à-dire qu'elle traverse les tissus comme le ferait une pointe. Quand elle agit ainsi sans avoir rencontré d'obstacle, son action est dite de plein fouet.

Elle a alors toute sa vitesse et toute sa puissance. Mais sa forme conique place en arrière son centre de gravité, de sorte qu'elle a une tendance à basculer et alors arrive au contact du corps obliquement ou transversalement.

D'autres fois elle pirouette ou bien ricoche, se déforme sur les obstacles qu'elle rencontre venant causer des désordres beaucoup plus graves! Et pourtant on estime qu'une balle ricochée perd environ la moitié de sa vitesse. Le moindre obstacle suffit à la faire dévier, c'est ce qui explique les désordres si graves observés dans les plaies pénétrantes du crâne dans lesquelles la balle en traversant la paroi crânienne se renverse et cause dans le cerveau des désordres incompatibles le plus souvent avec la vie. En traversant le corps, la balle peut le traverser de part en part sans rencontrer de tissus résistants, et alors elle le traverse complètement. Si elle rencontre un os elle peut le traverser ou au contraire être déviée de sa course après l'avoir fracturé. Je vais du reste revenir en détails sur cette question en étudiant les effets vulnérants.

Effets vulnérants. — Les plaies par armes blanches ne présentent rien de bien particulier. Les baïonnettes pointues traversent le corps parfois sans causer de désordres graves, mais c'est une exception. On a signalé des cas suivis de guérison, alors que l'abdomen avait été traversé de part en part. Dans la plupart de ces cas au contraire, l'intestin est traversé et le blessé meurt de péritonite. J'en ai déjà vu un exemple à l'hôpital au début de cette guerre. Les plaies par baïonnette courte en couteau sont plus graves encore. Les lésions sont toujours complexes et nécessitent chacune des indications spéciales avec des interventions précoces qu'on devra exécuter en première ligne. Habituellement, les blessures par baïonnettes atteignent l'abdomen, la partie supérieure des membres abdominaux.

La balle de fusil de plein fouet, peut traverser le corps de part en part. Elle présente alors à étudier un orifice d'entrée, un orifice de sortie et un trajet. L'orifice d'entrée est petit, plus petit que la balle elle-même, il est fait comme à l'emporte-pièce. L'orifice de sortie est habituellement un peu plus considérable, enfin le trajet est à peine visible. De plus, ce trajet est stérile, ce qui tient à ce que la balle pointue n'entraîne pas avec elle de débris de vêtements, qu'elle est portée par la déflagration de la poudre à une température assez élevée pour la rendre aseptique, de sorte que souvent ces blessés traversés de part en part, guérissent vite et complètement, quant un os, un gros vaisseau, ou le cœur n'ont pas été atteints. C'est ce qui a fait donner à ces balles le nom de *balles humanitaires !*

Mais on doit tenir compte aussi de la vitesse et par conséquent de la distance. A une courte distance ces balles peuvent avoir un effet explosif.

Ces effets s'observent de 0 mètre à 400 ou 500 mètres. Ils consistent en ceci : l'orifice d'entrée est plus volumineux, il est bordé par une petite zone de tissus mortifiés. L'orifice de sortie est également plus déchiqueté avec des bords moins nets ; enfin le trajet est visible et formé d'une zone mortifiée qui s'éliminera dans la suite. Si un os a été rencontré par la balle, il sera fracturé en multiples morceaux constituant une fracture comminutive des plus graves. A 400 ou 500 mètres commencent les effets des balles dits *effets moyens* jusqu'à mille mètres. Au delà les effets seront beaucoup moins graves. Au lieu d'une plaie traversant le corps de part en part, on peut trouver une plaie en seton traversant seulement une partie du corps, des plaies, traversant le corps puis un membre, etc. Quand la balle est reçue à une grande distance, elle peut n'avoir plus la force de traverser le corps de part en part, et alors elle reste dans l'épaisseur des tissus ; parfois accolée à un os, fracturé ou non, parfois dans une cavité close.

Les effets vulnérants des balles de fusil sur le crâne et le cerveau, doivent nous arrêter en raison de leur importance. On trouve ici des perforations de part en part avec orifice d'entrée, trajet, et orifice de sortie. L'orifice d'entrée du crâne est plus petit que la balle. Il est taillé comme à l'emporte-pièce du côté de la table externe, mais du côté de la table interne l'os est fragmenté, des petites esquilles sont détachées et entraînées avec la poudre osseuse dans le cerveau. Le trajet est à peine visible à moins que la balle renversée sur son axe ait traversé la substance cérébrale par ses faces latérales en causant ainsi des désordres très graves. Dans le premier cas l'orifice de sortie de la balle est petit, dans le second il est beaucoup plus grand. Parfois, si la balle est tirée d'une distance très grande, elle peut s'arrêter dans l'orifice de sortie en faisant une saillie externe, qui permet de décéler sa présence et de l'extraire. Dans le cerveau comme dans les autres parties du corps, les balles tirées à une courte distance peuvent déterminer des effets explosifs de la plus grande gravité.

On appelle coup de feu tangentiel une plaie du crâne superficielle faite par une balle de fusil qui fait une simple éraflure à la boîte crânienne ou se creuse un sillon dans l'épaisseur de l'os, ou enfin fait une éraflure suivie d'un tunnel et terminée par une autre éraflure. Toutes ces plaies tangentielles sont très graves et elles sont toutes justiciables d'une trépanation d'urgence faite dans les formations de l'avant. C'est que dans la simple éraflure il est rare qu'il n'y ait pas fracture de la table interne avec détachement d'esquilles qui sont projetées dans le cerveau ou irritent les méninges. Dans le sillon, les lésions osseuses sont encore plus sérieuses, des esquilles peuvent être détachées et autour du sillon se trouvent des fissures, qui, communiquant avec la plaie, préparent les voies à une infection secondaire grave. Enfin quand il y a une sorte de tunnel intermédiaire bien que le projectile n'ait pas blessé directement le cerveau, on trouve les mêmes lésions que précédemment.

Les blessures par balles de fusil sont surtout fréquentes à la tête et au bras droit, ce qui tient à la tactique de l'infanterie qui tire dans des retranchements, avance par bonds, et se couche à plat ventre. Le bras droit épaulant le fusil est avec la tête presque seul exposé.

Les balles tirées par les mitrailleuses ne sont que des balles de fusil et leurs effets sont absolument semblables.

J'ai maintenant à vous entretenir des effets vulnérants des shrapnells. Ceux-ci sont beaucoup plus graves que ceux des balles de fusil. Les balles plus grosses (15 millimètres de diamètre) et rondes sont en plomb formées de deux moitiés qui peuvent dans certaines circonstances se séparer. De plus ces balles ont une vitesse moins grande et par suite moins de pénétration, et elles entraînent avec elles dans les tissus des débris vestimentaires qui infectent les plaies. Les fusées fusantes qui lancent ces balles éclatent en l'air, ce qui rend les plaies de tête plus fréquentes et qui justifierait le port d'un casque pour protéger la tête. Après la tête ce sont les épaules, puis le pied qui sont atteints le plus souvent.

Au point de vue de la gravité des lésions, on peut distinguer trois degrés de ces blessures :

1° Contusions environ la moitié ;
2° Plaies pénétrantes et tangentielles ;
3° Perforations de part en part.

L'orifice de perforation est béant, circulaire, à bords contus voués au sphacèle. Il est plus petitt que la balle. Le trajet est agrandi ainsi que l'orifice de sortie quand il existe. Si une épiphyse est traversée, la balle y reste et le trajet osseux est plus petit que la balle. Autour de la balle se trouve une ou plusieurs fissures osseuses. Si une diaphyse est frappée, elle est fracturée, mais en moins de morceaux, si elle est traversée, ses éclats sont moins nombreux.

Les artères et les nerfs présentent des lésions plus complètes et plus étendues, qui deviendront plus tard le point de départ soit d'une paralysie, soit d'un anévrisme artériel ou artério-veineux.

A la tête on observe des contusions osseuses en apparence bénignes, mais qui souvent s'accompagnent d'éclatements de la table interne ? D'autres fois ce sont des fractures avec dépression du foyer esquilleux, dans lequel on peut retrouver le projectile. Souvent alors on ne trouve que la moitié de la balle, l'autre moitié ayant continué son chemin et ayant pénétré dans le crâne avec les débris vestimentaires à une profondeur qui ne dépasse pas 3 ou 4 centimètres.

La fracture de pénétration est celle dans laquelle la balle est entrée dans la boîte crânienne, elle n'y pénètre jamais très loin, et on la trouve près de son orifice d'entrée parfois enfoncée dans la substance cérébrale de un, 2 ou 3 centimètres.

Quelquefois la balle a assez de force pour causer une fracture de part en part. Il n'est pas rare de trouver alors la balle ayant soulevé la table externe en cône au niveau de la zone de sortie.

A la poitrine les plaies sont souvent en seton ou de part en part. Elles ne sont graves que si un gros vaisseau se trouve lésé et si la balle entraîne avec elle des débris vestimentaires.

Les plaies de l'abdomen sont plus graves que par les balles

de fusil, mais nous avons vu qu'elles sont heureusement assez rares.

On peut résumer tout ce que je viens de dire sur les effets vulnérants des shrapnells de la façon suivante : elles n'ont pas comme les balles de fusil des effets explosifs ; on trouve fréquemment le projectile dans la plaie, mais les plaies sont presque toujours infectées par des débris de vêtements.

Les obus explosifs ont des effets vulnérants terribles et très meurtriers. Les plaies sont très graves, os broyés, tissus déchirés, écrasement du thorax ou du crâne, mais la plupart de ces victimes succombent et nous n'avons pas à nous en occuper ici.

Évacuations. — Pour bien comprendre comment les blessés nous arriveront dans nos formations sanitaires, je crois utile de vous parler sommairement ici du service des évacuations, et des premiers soins qui auront été donnés sur le champ de bataille et dans les formations de l'avant.

Ici se place d'abord l'usage du paquet de pansement individuel. Son rôle est capital. Nous savons tous que l'infection des plaies est la complication la plus redoutable et que tous nos efforts doivent tendre à la prévenir. Dans ce but, chaque soldat est porteur d'un paquet de pansement *dit individuel,* dont il connaît l'emploi et qui est destiné à être placé par lui, par un camarade, un ambulancier ou un médecin sur la plaie. Celle-ci se trouve donc isolée et à l'abri d'une infection extérieure. Le blessé se transporte alors lui-même ou est transporté au poste de secours, puis à l'ambulance.

Dans la guerre des Balkans, les Grecs ont utilisé le pansement individuel d'une façon très rigoureuse. Les résultats ont été excellents. Le nombre des blessés qui ont pu conserver la vie ou un membre grâce à l'emploi judicieux de ce pansement est incalculable. Les Serbes également ont fait usage du pansement individuel avec le plus grand succès. Tous les blessés avaient leur pansement individuel, l'abstention a été l'exception. Or tous les chirurgiens qui ont soigné ces blessés s'accordent pour affirmer que la plupart a pu ainsi éviter l'infection et guérir sans incident sous ce premier pansement.

Les blessés munis de leur pansement individuel sont transportés ou se rendent eux-mêmes au poste de secours, où le pansement est simplement vérifié et où les soldats non pansés sur le champ de bataille sont pansés rapidement pour être ensuite évacués.

L'évacuation a en effet été pratiquée à outrance pendant la guerre de Mandchourie et doit rester la règle, c'est au point que Rapp avait comparé les postes de secours et les ambulances à *un atelier d'emballage aseptique et à un bureau d'expédition.* Cette conception théorique est exacte et la formule de nature à frapper les esprits, mais elle ne tient pas compte des blessés chirurgicaux qui eux doivent subir d'urgence, le plus tôt possible après leur blessure, des interventions plus ou moins graves après lesquelles ils devront encore recevoir les soins pendant une durée d'environ quinze jours. En Mandchourie, pour avoir méconnu cette vérité, des désastres ont été enregistrés. Deljatitzki relate que sur 17 trépanés transportés par chemin de fer après leur opération, 13 moururent pendant le voyage et les 4 autres arrivèrent à Karbine dans le coma. Il ne taut donc pas évacuer à outrance, et c'est l'honneur du corps de Santé Français d'avoir réagi contre cette tendance? Je ne pourrai mieux faire que de répéter ici les paroles du professeur Delorme à l'Académie :

« Dans le déblaiement systématique du champ de bataille que certains voudraient presque complet et dont la recherche est bien loin d'être liée à la préoccupation exclusive du blessé, il y a vraiment trop de mécanisme et pas assez de cœur ni de pitié. Je me suis, toute ma vie de chirurgien d'armée; élevé contre cette conception simpliste des évacuations uniformes, massives, excessives, hatives, sans tempéraments, contre ces évacuations administratives précédées de l'application des pansements à tant l'heure, ces parcours sur route à tant de kilomètres à l'heure, accomplis sur voie ferrée à tant de kilomètres par jour, système sans souplesse qui ne tient compte ni des aléas des luttes, ni des difficultés des chemins, ni du trouble apporté à la facilité des écoulements par les exigences d'autres services dont le Service de Santé est encore tributaire, de la hâte que cette dépendance lui impose, qui oublie les arrêts obligés et qui, entraîné sur la pente fatale, pousse aujourd'hui à réduire au delà de toute limite l'hospitalisation sur place des grands blessés, comme si l'humain principe *le secours aux blessés* ne restait pas toujours un acte de foi chirurgical ».

Dans notre organisation actuelle du corps de Santé, ces généreux principes seront appliqués, les ressources seront multipliés autant que possible auprès du champ de bataille plutôt qu'elles ne seront spécialisées afin que tout blessé puisse trouver assistance. Les postes de secours très vite insuffisants s'ils se laissent encombrer par les petits blessés qui s'y rendront en masse seront soulagés dans leurs fonctionnements par des postes placés aux nœuds de route? Les grands blessés seront hospitalisés pour y subir les interventions urgentes dans des ambulances immobilisées où ils resteront le temps voulu pour pouvoir être ensuite transportés et évacués à l'arrière? Ces ambulances immobilisées remplacent les hôpitaux de campagne, et peuvent être secondées dans leur fonctionnement par les hôpitaux auxilliaires situés dans la région du territoire la plus voisine. En tout cas, l'évacuation se fera non pas dans des trains hôpitaux dont le fonctionnement n'a pas donné satisfaction, mais dans des trains spéciaux marchant avec des arrêts prévus (échelons d'arrêts) et dans ces arrêts les pansements seront vérifiés ou changés et les blessés prendront un repos indispensable pour pouvoir continuer leur transport sans inconvénients jusqu'à l'hôpital d'évacuation ou jusqu'à destination.

A l'arrière dans les formations sanitaires nous ne recevrons donc que des petits blessés pansés et en voie de guérison, et des blessés déjà opérés et en voie de guérison avec ou sans complication, enfin et surtout les blessés infectés ou présentant des complications qui nécessiteront des interventions chirurgicales secondaires.

Indications Opératoires — Je vais maintenant passer en revue les différentes catégories de blessés que nous recevrons dans nos formations de l'arrière. Je les diviserai en deux classes : les blessés qui auront à subir des interventions chirurgicales (les moins nombreux), et ceux qui n'auront besoin que de soins et de pansements.

Les blessés qui devront subir des interventions, peuvent être divisés en six catégories. Cette division est absolument artificielle, mais elle servira de classement, et j'ai l'intention de la conserver pour établir les statistiques. Je vais donc décrire les principaux types de ces blessures.

1° *Blessés de la tête.*

Les blessures de la tête par balles de fusil auront presque toutes été opérées ou pansées dans les formations de l'avant. Le tableau suivant tiré du travail de Billet semble bien démontrer cette affirmation :

L'intervention est formellement indiquée quelle que soit la nature de la blessure et l'agent vulnérant quand la plaie pénétrante s'accompagne d'hémorragie avec ou sans symptômes de compression cérébrale et quand il y a de l'irritation dure-mérienne et corticale.

L'intervention doit être systématique et précoce dans les coups de feu tangentiels (qu'il s'agisse d'éraflures de gouttières ou de coups de feu tangentiels profonds).

L'abstention doit être systématique dans les perforations de part en part.

L'abstention sera la règle dans les perforations simples avec inclusion du projectile. Si on intervient ce sera exceptionnel et seulement pour enlever le projectile s'il est visible à l'orifice d'entrée ou s'il détermine en un point de la paroi opposé à l'orifice d'entrée un soulèvement du squelette qui indique sa présence.

Pour les blessures par shrapnells, mêmes indications :

Intervention systématique dans les fractures par contact, dans les perforations simples avec inclusion du projectile et dans les coups de feu tangentiels.

Abstension systématique dans les perforations de part en part.

Comme on le voit, nous recevrons surtout des blessés de tête déjà opérés dans les formations de l'avant, mais qui présenteront des complications de leur plaie opératoire ou des accidents infectieux à évolution lente. Peut-être aurons-nous parmi ces blessés quelques-uns qui présenteront des accidents secondaires causés par leur projectile resté dans le cerveau ou le crâne et qui rentreront dans la catégorie des interventions à faire secondairement.

L'intervention secondaire se fera dans nos formations de l'arrière et dans les trois cas suivants :

1° Pour parer à des accidents infectieux (cas le plus fréquent) ;

2° Pour extraire un corps étranger ou projectile resté inclus dans le crâne ;

3° Pour traiter une complication tardive.

Les accidents infectieux sont au nombre de trois : la méningo-encéphalite, les abcès du cerveau et la hernie cérébrale.

La méningo-encéphalite est la complication la plus redoutable car elle est pour ainsi dire au-dessus des ressources de l'art. Elle peut débuter de quelques heures à quelques jours après le traumatisme n'étant alors qu'une complication de la blessure elle-même. Mais elle peut aussi évoluer insidieusement assez longtemps après le traumrtisme et alors serait la conséquence d'un abcès du cerveau passé inaperçu.

Comme pour toutes les infections graves, le traitement est surtout préventif. Le pansement individuel bien appliqué, la désinfection de la plaie d'entrée et de la plaie de sortie avec la teinture d'iode seront des plus efficaces pour prévenir cette terrible complication, mais quand les premiers symptômes se manifesteront il faudra agir rapidement. Malheureusement les symptômes sont souvents peu nets. L'affection n'a pas de signes pathognomoniques (Holbeck). Le pouls deviendra plus rapide et la température s'élèvera, il y aura de l'agitation et du délire. La ponction lombaire décelant un liquide louche ou seulement contenant des polynucléaires confirmerait le diagnostic. En tout cas ces signes devront suffire, car l'intervention très hâtive peut seule donner dans quelques cas rares un résultat heureux. L'intervention consistera à débrider et désinfecter la plaie, à trépaner s'il s'agit surtout de coups de feu tangentiels et enfin à drainer les méninges. La ponction lombaire répétée tous les jours ou même deux fois par jour sera utile comme complément de l'opération.

Les abcès du cerveau constituent une complication des

plus fréquentes des coups de feu infectés. Holbeck en rapporte 26 cas avec 15 décès.

L'abcès est aigu ou précoce. Il se montre de 2 à 15 jours après la blessure.

Il est chronique ou tardif et se développe au bout de quelques semaines, de quelques mois ou même plus d'un an.

Les premiers sont les plus fréquents. Ils sont superficiels ou corticaux, quelquefois profonds développés dans un foyer de contusion cérébrale provoquée par le passage de la balle. Celle-ci se trouve parfois au centre du foyer. Dans les fractures tangentielles, l'abcès sera parfois extraduremérien. La localisation du foyer se fera facilement par l'étude du trajet de la balle.

Les signes du début seront ceux de la méningite et dans ce cas au premier soupçon il convient d'intervenir. La ponction lombaire n'aura pas une grande valeur diagnostique car le liquide reste clair dans les abcès localisés (Auvray). Mais parfois on verra apparaître les vrais signes de l'abcès du cerveau :

Signes de suppuration : frissons, oscillations thermométriques.

Signes diffus de compression cérébrale : céphalée vertiges, vomissements, ralentissement du pouls, somnolence, coma.

Signes de localisations : contractures, convulsions paralysies motrices, aphasie, épilepsie Jacksonnienne, enfin souvent dans les cas qui nous occupent, une hernie cérébrale se manifestera (14 fois sur 30 cas, Holbeck).

L'opération consistera à ouvrir et nettoyer la plaie, à agrandir l'orifice d'entrée par une trépanation. à chercher et ouvrir l'abcès qui se trouvera le plus souvent sous la dure-mère, mais sera quelquefois situé beaucoup plus profondément. L'abcès ouvert sera drainé très longtemps, l'important est d'intervenir hâtivement. La mortalité serait de plus de 50 0/0 malgré l'intervention.

La hernie cérébrale est une complication fréquente. Holbeck en aurait observé 59 cas sur 314 blessés, et ces 59 cas auraient donné 32 morts. La hernie cérébrale forme au niveau de la plaie une masse de la grosseur d'une noix, d'un œuf, elle est pédiculée, rarement sessile rouge, noirâtre recouverte de bourgeons saignants au moindre contacte. Cette masse est constituée par du tissus cérébral recouvert de bourgeons charnus. On a atttribué à une grande ouverture du crâne la formation de ces hernies cérébrales. Il est probable que la grandeur de cette ouverture n'entre pour rien dans la production du phénomène. Ce sont les complications inflammatoires du côté du cerveau qui augmentent le volume de ce dernier et est cause de la projection hors du crâne d'une portion du cerveau.

Quoi qu'il en soit, la hernie cérébrale est simplement pansée comme une plaie. Dans les cas que j'ai eus dans ma pratique, j'ai vu la hernie rentrer et guérir quand les accidents inflammatoires du cerveau avaient complètement disparu, ce qui peut être très long.

La recherche des corps étrangers ne devra être faite que si ces corps étrangers sont mal tolérés et s'ils sont situés superficiellement. Il faut que leur extraction ne soit pas grave, qu'elle ne fasse pas courir de trop grands risques, et alors on devra avant de faire l'opération, repérer avec le plus grand soin au moyen de la radiographie la situation du projectile.

Si le corps étranger est mal toléré l'opération s'imposera, si elle peut être faite facilement et sans faire courir de trop grands dangers au malade, il ne faut pas perdre de vue en effet, que l'expression *mal toléré* signifie presque toujours que le corps étranger provoque des accidents nerveux qui ne sont souvent que le prélude d'une des complications éloignées que je vais étudier plus loin. Cette constatation a son importance, car elle vient apporter un argument de premier ordre en faveur de l'intervention, puisqu'elle permettrait de pratiquer cette dernière à un moment où les lésions cérébrales ne seraient peut-être pas encore définitives et où on pourrait espérer obtenir une guérison.

Les complications éloignées sont de trois ordres :

1° Troubles moteurs : paralysies, contractures, épilepsie Jacksonnienne ;

2° Troubles sensitifs ou sensoriels : céphalées vertiges ;

3° Troubles psychiques plus ou moins graves, pouvant

aller des simples troubles du caractère aux symptômes de la démence.

On a voulu voir dans ces complications éloignées soit une conséquence de la trépanation, soit au contraire de la non-intervention. Il est bien probable qu'elles résultent de l'action du tissu cicatriciel sur la substance cérébrale, et que dans certains cas, elles seraient justiciables d'une intervention.

2° *Blessés de l'abdomen.*

Voici l'opinion du Professeur Delorme, au sujet des blessés de l'abdomen, formulée à propos de la guerre des Balkans. Je la citerai textuellement en raison de l'autorité incontestée de son auteur :

« Des exemples curieux et impressionnants de guérisons faciles, ne sauraient faire méconnaître leur gravité immédiate ou rapide, malgré des éclatements moins fréquents des viscères sanguins, des organes creux, à courte distance. Déjà aux distances moyennes et plus encore aux longues distances, les perforations étaient plus étroites ; d'occlusion spontanée plus facile, lorsqu'elles portaient sur l'estomac, l'intestin et la vessie... Ce serait une singulière erreur, de croire qu'une balle, fût-ce la balle S, puisse souvent traverser impunément un abdomen, comme quelques guérisons heureuses l'ont trop fait accréditer.

N'est-ce pas reconnaître l'extrême gravité des plaies pénétrantes de l'abdomen ? En chirurgie courante, l'opinion classique aujourd'hui est d'intervenir le plus tôt possible, et cette règle resterait tout entière applicable aux cas de blessures de guerre de l'abdomen, si l'intervention pouvait être faite dans de bonnes conditions et assez rapprochée du moment de la blessure. Or, ces conditions ne peuvent pas exister en première ligne. Nous avons vu, avec le Prof. Delorme, qu'il valait mieux en première ligne, pour sauver le plus grand nombre de blessés, plutôt multiplier les secours que les spécialiser. On a fait pendant la guerre balkanique, une tentative d'ambulance pour laparotomies, mais elle n'a pas rendu les services qu'on espérait. Pendant la guerre Russo-Japonaise, le médecin militaire Tavel, a pu dire : *Moins on fait, mieux on fait.* Un seul laparotomisé aurait survécu. Les décès au début de la campagne à la suite des laparotomies, auraient été tellement nombreux, que le chirurgien en chef de l'armée Russe, aussi bien que celui de l'armée Japonaise proscrivirent l'ouverture du ventre.

Ceci est un fait devant lequel on semble vouloir s'incliner encore pendant cette guerre, ce qui revient à dire que les plaies pénétrantes de l'abdomen seront abandonnées à leur simple évolution, et que la grande majorité des blessés succomberont. Mais quelques-uns guériront et peut être un plus grand nombre feront une complication péritonéale circonscrite, qui permettra de les évacuer sur un hôpital du territoire où une laparotomie secondaire pratiquée par des laparotomistes pourra encore les guérir.

Peut-être recevrons-nous ici dans nos formations de l'arrière de semblables blessés.

3° *Blessures de la poitrine.*

La guerre de Mandchourie avait déjà montré une gravité décroissante des lésions de la poitrine par balles. Ces blessures ne sont pas graves quand les gros vaisseaux ne sont pas atteints. Cette affirmation a été confirmée par la guerre des Balkans. La zone d'explosion aux faibles distances peut causer de graves désordres, mais en dehors de cette zone les ragades et les perforations pulmonaires sont encore plus simples, l'étroitesse des trajets diminue la fréquence des complications d'emphysème, de pneumothorax, d'hémothorax et d'hémorragies extérieure. Les blessés de la poitrine souvent peuvent se rendre à pied aux ambulances et peuvent être envoyés au loin dans les hôpitaux du territoire où ils seront soignés d'après les règles de la chirurgie courante.

La plupart de ces blessés guériront simplement sans complications. D'autres présenteront des accidents infectieux localisés, soit au trajet parcouru par le projectile, soit le plus souvent aux foyers pleuraux enkystés. Les pleurésies purulentes secondaires ne sont pas rares, mais elles peuvent être traitées chirurgicalement et guérir complètement sans laisser d'infirmité aux blessés. Il est probable que les abcès sous-phréniques consécutifs à des perforations de l'estomac et à des blessures du foie, se rencontreront à l'arrière qu'ils aient ou non causé secondairement une pleurésie purulente.

Quoi qu'il en soit, les blessés de poitrine devront être surveillés avec le plus grand soin jusqu'à leur complète guérison, en raison de complications de toute sorte auxquelles ils sont exposés.

4° *Blessures des gros vaisseaux.*

Les artères et les veines qui se trouvent sur le trajet du projectile sont perforées ou déchirées latéralement. Mais comme le projectile est pointu et de petites dimensions, ces blessures s'accompagnent rarement d'hémorragie externe. Le sang s'épanche autour du vaisseau, s'y accumule, formant des hématomes artériels ou veineux, mais aussi assez souvent des anévrismes artérioveineux. Ces anévrismes déjà fréquents pendant la guerre de Mandchourie, ont été signalés avec une fréquence plus grande encore pendant la guerre des Balkans.

Le Prof. Laurent, de Bruxelles, qui en a observé cinq cas dans sa petite ambulance, nous donne les détails suivants : les petits projectiles créent en traversant les vaisseaux de petites perforations éminemment susceptibles de se refermer d'elles-mêmes. Les ligatures artérielles immédiates sont donc très rares, mais les anévrismes sont devenus plus fréquents et nécessitent une intervention quelques semaines après le traumatisme.

Parmi les interventions, l'extirpation est celle que préconise le Prof. Laurent. C'est une opération dramatique, surtout quand il s'agit d'un anévrisme du cou. Les poches anévrismales sont mal formées, en contact avec des tissus infectés. L'hémorragie pendant l'intervention, à moins qu'on puisse se servir de la bande d'Esmarck, gêne considérablement l'opérateur et expose le patient à la mort par hémorragie ou par choc. Aussi le Prof. Laurent donne-t-il le conseil de chercher d'abord à lier les gros vaisseaux au-dessus et au-dessous de l'anévrisme, quand celui-ci siège au cou. Sur ces cinq cas, il a eu trois succès complets, a dû, dans un autre cas, faire une désarticulation du bras, et enfin son cinquième malade est mort.

5° *Blessures des nerfs.*

Ces blessures sont fréquentes. Elles consistent en perforations, sections incomplètes ou sections complètes des troncs nerveux. Sur neuf blessés traités par le Prof. Laurent, cinq fois le nerf dut être réséqué, puis suturé. Pour éviter au tissu nerveux réparateur de se diffuser irrégulièrement dans les tissus voisins, le Prof. Laurent a eu recours à une méthode personnelle de restauration, qui paraît être recommandable en raison des bons résultats qu'il a obtenus. Elle consiste à engainer le tronc nerveux suturé ou blessé avec un lambeau d'aponévrose emprunté au voisinage de la plaie ou pris sur le tenseur du fascia lata à la cuisse.

Cette opération est suivie de bons résultats, mais ceux-ci seraient d'autant meilleurs, que l'opération serait faite à froid, c'est-à-dire quand la plaie extérieure serait cicatrisée. Dans ces conditions, la dissection peut être plus limitée et elle se fait plus facilement.

6° *Blessures des membres.*

J'aborde ici le chapitre le plus important peut-être de la chirurgie de guerre. Je ne veux pas parler de ces blessures en séton, blessures de part en part, traversant le membre sans léser de gros vaisseaux, des nerfs importants ou un os. Ces blessures guérissent seules avec un bon pansement occlusif. Elles sont très nombreuses, mais en somme très peu importantes au point de vue des soins qui devront leur être donnés.

Mais ce qui donne la plus grande importance aux blessures des membres, c'est le nombre considérable de fractures. Fractures comminutives le plus souvent, lorsque la balle vient de la zone moyenne; fractures avec éclatement, quand la balle vient de la zone d'explosion; enfin, fractures moins graves quand la distance dépasse 1000 ou 1500 mètres.

Les fractures par éclatement sont toujours ouvertes et par suite exposées à l'infection. A la radiographie, on peut voir que les fragments sont multiples, écartés plus ou moins les uns des autres, quelques-uns projetés à distance dans les tissus. Bref, à première vue, une telle fracture semble devoir nécessiter l'amputation du membre.

Les fractures de la zone moyenne d'action des balles sont aussi comminutives, mais l'os est moins broyé, les esquilles parfois très nombreuses, sont moins petites et certainement plus aptes à la réparation. Mais, là encore, les désordres paraissent tellement graves, qu'une amputation semblerait justifiée comme dans le cas précédent.

Seules les fractures de la zone éloignée des balles paraissent susceptibles de guérir dans des conditions moyennes et avec des résultats suffisants.

Heureusement cette première impression pessimiste contre laquelle on ne saurait trop prévenir les médecins qui auront à donner des soins à de semblables blessés n'est pas en rapport avec la réalité des faits. Toutes ces fractures comminutives, même celles qui s'accompagnent de gros fracas avec des plaies anfractueuses peuvent guérir avec les méthodes de conservation. Les amputations seront toujours des exceptions rares. Leurs résultats, du reste, ont été déplorables pendant la guerre des Balkans où elles ont été pratiquées par quelques chirurgiens Allemands. Tandis que les chirurgiens Français, Russes, Grecs, Bulgares ont obtenu des résultats excellents par les méthodes conservatrices. Un fait a été bien mis en lumière pendant cette guerre des Balkans, c'est que ces fractures comminutives infectées, avaient plus de chance de guérir avec de simples débridements, de bons drainages, et des pansements bien faits, que par des amputations qui ont donné dans ces cas une très forte mortalité. Il ne faut pas oublier qu'un blessé infecté supporte toujours mal un nouveau traumatisme.

Les fractures comminutives infectées arrivaient dans les formations de l'arrière vers la troisième semaine en Thrace. Ici, elles nous arriveront sans doute plus tôt. Il faudra alors débrider les plaies, enlever les esquilles qui baignent dans le pus, faire très rarement une suture osseuse et encore plus rarement une amputation. J'ai vu des radiographies de ces fractures comminutives soignées par le Prof. Laurent. L'os était éclaté dans presque toute sa longueur. Au niveau du point où avait porté la balle, les éclats d'os étaient si petits et si nombreux, qu'on les distinguait à peine, de sorte qu'à distance on aurait pu croire à une solution de continuité dans l'os. Or, malgré ces désordres osseux ces malades ont guéri, leur squelette s'est reconstitué irrégulièrement, c'est évident, mais suffisamment pour qu'ils puissent se servir de leur membre.

Je n'insisterai pas sur les fractures des épiphyses. Elles sont habituellement traversées par les projectiles et la réparation se fait facilement. Dans d'autres cas, la balle se creuse un sillon dans la paroi de l'épiphyse, ou bien elle détermine une fracture plus complète. Toutes ces fractures sont susceptibles du même traitement conservateur.

Je dirai la même chose des plaies pénétrantes des articulations. Si ces plaies sont infectées, l'arthrite suppurée devra être traitée par les incisions, l'immobilité et le drainage. Les amputations seront très rares et pratiquées seulement lorsque la vie du blessé sera en danger.

Les blessures des mains et des pieds devront aussi être traitées par l'occlusion des plaies, par de bons pansements; par les incisions et les drainages quand elles seront infectées.

Il me reste à dire quelques mots sur une catégorie de blessés de guerre qui sont victimes de traumas ne provenant pas des armes de guerre. Coups de pied de cheval, écrasement par roue de chariot, coup de crosses, etc. Tous ces blessés forment au point de vue pratique deux catégories : ceux qui ne sont pas infectés et qui guériront comme les blessés civils de nos hôpitaux, et ceux qui sont infectés et devront être traités encore, comme dans nos hôpitaux civils, par l'expectation; en pratiquant les incisions et les drainages nécessaires.

Comme on le voit, on ne doit pas pratiquer beaucoup d'opérations réglées, très peu d'amputations et presque toujours traiter l'infection par les moyens chirurgicaux de désinfection antiseptique et les drainages.

D'après ce qui précède, il est facile de grouper les différents blessés que nous aurons à soigner. Je les diviserai en 6 catégories :

1° Petits blessés traversés plus ou moins gravement par des balles de fusil, mais présentant une plaie aseptique, tenue aseptique par un pansement appliqué à l'avant. Ces petits blessés devront surtout être surveillés et leur pansement changé de temps en temps.

2° Blessés moyens, les mêmes que précédemment, mais avec un orifice et une partie du trajet du projectile infecté. Ce sont surtout des blessés par Shrapnells. La plaie est infectée surtout par des débris vestimentaires. Ces blessés devront être desinfectés, incisés, drainés, puis soignés comme les précédents.

3° Grands blessés. Ceux-là auront déjà été soignés dans les formations de l'avant et un grand nombre d'entre eux auront déjà été opérés. Ils seront donc convalescents de leur opération, mais le plus souvent ils seront atteints d'une complication qui nécessitera une nouvelle intervention chirurgicale.

A ces trois catégories, il convient d'en ajouter trois autres qui se trouvent comprises dans l'ensemble des grands blessés.

4° Blessés atteints de fractures comminutives compliquées qui devront être incisés, désinfectés et immobilisés dans des appareils.

5° Les grands blessés du crâne, du poumon, de l'abdomen, des vaisseaux et des nerfs atteints de complications secondaires, nécessitant une opération chirurgicale plus ou moins grave, toujours sérieuse en raison de l'infection dont ils sont atteints.

6° Les grands blessés par traumas nécessitant des interventions variables comme les lésions elles-mêmes.

Tous ces blessés de toutes les catégories une fois opérés, ou, pansés de nouveau, devront être surveillés médicalement et soignés chirurgicalement au moyen de pansements appropriés et de traitements médicaux reconstituants.

Soins a donner aux blessés. — Je n'insisterai pas sur l'importance de la surveillance médicale nécessaire de tous les blessés. Pour chacun, la température devra être prise chaque jour avec soin et inscrite de façon à surprendre dès leur début les complications secondaires qui peuvent survenir. De même les urines seront contrôlées très souvent, et l'alimentation surveillée avec le plus grand soin. Enfin quelques-uns de ces malades débilités et cachectiques devront être soumis à une médication reconstituante : vins, jus de viande, etc.

Ce qui doit nous préoccuper surtout aujourd'hui, c'est la question du traitement chirurgical des plaies. Cette question est d'une importance capitale et avant d'en aborder l'étude, je ne saurais passer sous silence les opinions de mon vénéré Maître Lucas-Championnière, opinions qu'il a défendues encore peu de temps avant sa mort. C'est qu'après les luttes scientifiques livrées entre les partisans de la méthode aseptique et ceux de la méthode antiseptique dont il était resté l'apôtre, les événements des dernières guerres semblaient lui donner raison.

Il avait dit à propos de la chirurgie d'armée : «La chirurgie de guerre sera antiseptique ou elle ne sera pas ». C'est qu'il avait entrevu les difficultés pratiques de réaliser l'asepsie dans les formations de l'avant et même dans celles de l'arrière, parfois trop encombrées. Et de fait, l'emploi de la teinture d'iode, du pansement individuel antiseptique lui donne aujourd'hui pleinement raison. En faisant à la teinture d'iode, qu'il n'aimait pas personnellement, la concession qu'elle méritait, il ajoutait que d'autres antiseptiques bien maniés, l'acide phénique surtout, pouvaient rendre des services aussi grands et chez les blessés sensibles à l'iode remplacer la teinture d'iode avec avantage. Tout ceci est rigoureusement vrai au point de vue pratique, mais à la condition que cet acide phénique, ce chlorure de zinc, l'eau oxygénée soient employés judicieusement sans excès et par des gens éduqués pour leur maniement. Je n'oublierai pas ces préceptes trop sages et aurai recours aux antiseptiques de la première heure aussi bien qu'à la teinture d'iode, mais élève également du Prof. Terrier, l'inventeur de l'asepsie, j'apporterai tous mes soins à ne pas apporter aux blessés les germes infectieux, et chercherai à les détruire dans les objets de pansement par la chaleur; j'emploirai des gants stérilisables par l'ébullition, enfin saurai, je l'espère, tirer parti de de tout ce que ces hommes de bien et de haute science nous ont appris à tous.

Ces généralités admises, voici en quoi consiste nos pansements. Je les diviserai en pansements simples et pansements des plaies compliquées. Tous ces pansements seront des pansements secs ou déséchables. Jamais *dans aucun cas* de ces pansements dits humides où les plaies macèrent sous des tissus imperméables qui favorisent ainsi la multiplication des germes infectieux.

Pansement simple. — Ce pansement doit être occlusif. La petite plaie à recouvrir devra être nettoyée à sec ou avec un tampon de coton imbibé d'alcool, une goutte de teinture d'iode sera avec un peu de coton enroulé sur un brin de bois stérile, étalée sur les bords de la plaie sans s'étendre inutilement sur la peau avoisinante. Par dessus cette tache de teinture d'iode, on appliquera une petite compresse de gaze stérile qu'on recouvrira ensuite d'une plaque de coton assez large pour dépasser de deux ou trois travers de doigt les bords de la compresse, afin que le coton prenne contact avec la peau et forme tout autour du pansement une sorte de bouchon de Pasteur? Le tout sera maintenu avec une bande autant que possible souple et légère.

Pansements des plaies compliquées. — Ces plaies seront nettoyées à sec autant que possible. Tous les liquides antiseptiques perdent rapidement leur pouvoir microbicide et deviennent par l'eau de la solution de véritables bouillons de culture. Si on veut nettoyer les plaies avec des solutions antiseptiques, il faut employer des solutions fortes : chlorure de zinc au dixième, acide phénique à 5 °/₀, alcool sublimé au milième. Mais tous ces antiseptiques doivent être employés en petite quantité seulement pour imbiber les surfaces infectées des plaies, et quand le nettoyage est terminé, il faut enlever avec soin au moyen de petits tampons secs et stériles tous les liquides restant dans les anfractuosités des plaies. La teinture d'iode sera employée de la même façon. On en imbibera la surface de la plaie et les rebords cutanés.

Lorsque la plaie sera ainsi bien nettoyée et désinfectée, on la recouvrira avec un pansement sec (gaze stérile et coton comme précédemment) ou d'un pansement humide desséchable. Ce dernier pansement sera indiqué dans les plaies enflammées et phlegmoneuses. On recouvre la plaie de compresses stériles imbibées d'eau bouillie ou mieux de sérum physiologique. Par-dessus ces compresses, on applique du coton hydrophile stérile et sec et on maintient le pansement avec une bande. Ce pansement d'abord humide devient bientôt un pansement sec en raison de l'évaporation qui se trouve encore activée par l'absorption directe du coton hydrophile. Quand on enlève un semblable pansement au bout de douze heures, on trouve la plaie presque sèche. Si on laisse ce pansement plus longtemps, les liquides de sécrétion le souillent rapidement et il devient dangereux pour la plaie.

En règle générale, on peut dire qu'un pansement sec peut rester en place jusqu'à ce qu'il soit déplacé ou sali. Tandis que le pansement desséchable doit être changé deux fois par vingt-quatre heures.

Comme vous voyez, notre matériel à pansement devra consister surtout en coton hydrophile, en gaze hydrophile, en bandes souples et comme agents antiseptiques, il faudra surtout de la teinture d'iode, un peu d'eau oxygénée, une solution phéniquée à 5 0/0 et de chlorure de zinc à 10 0/0.

Mais pour faire ces pansements d'une façon sûre, sans risquer d'apporter aux blessés des germes dangereux et de les transmettre de malade à malade, il est de toute nécessité de ne faire les pansements qu'avec des gants de caoutchouc en bon état, stérilisés par l'ébullition, savonnés après chaque pansement, puis passés dans une solution antiseptique (acide phénique de préférence). En outre, pour éviter ces lavages continuels, qui causent une perte de temps considérable, il convient de faire défaire le pansement qui doit être changé par un aide ; quand la bande est enlevée, avec des pinces, on enlève le coton et la compresse, avec les mêmes pinces, on applique la nouvelle compresse, puis on place le coton, et enfin, l'aide roule la bande.

Comme instruments, pour faire n'importe quel pansement, il faut simplement avoir à sa disposition des ciseaux et une pince de Lister. On les flambera chaque fois qu'ils auront à servir.

Vous voyez Mesdames, Messieurs et chers Confrères, qu'en nous conformant aux préceptes que je viens d'avoir l'honneur de vous exposer, nous pourrons tous, sans exception, rendre les plus grands services à nos blessés. Je vous adresse d'avance tous mes remerciements pour votre dévouement et votre bonne collaboration.

www.ingramcontent.com/pod-product-compliance
Lightning Source LLC
LaVergne TN
LVHW021529140926
848035LV00047B/1261

* 9 7 8 2 0 1 4 0 2 1 0 1 1 *